CES HUILES ESSENTIELLES SI ESSENTIELLES

Edition : Les quésakos de la santé et du bien être
88000 EPINAL
Auteur : AL Bépoix

1ère édition : 2022
Dépôt légal : septembre 2022
ISBN : 9798842434329

Auteur : AL Bépoix-Docteur en pharmacie, Napso-thérapeute, qualifié en Phyto-aromathérapie et formé en éducation thérapeutique.
Graphisme : AL Bépoix et Images libres de droit

SOMMAIRE

1-QUESAKO

Tout d'abord, avant d' utiliser ces petites fioles un   peu « magiques » que sont les huiles essentielles, j'aimerais vous expliquer d'où elles proviennent et comment on les extrait ?

Et oui, ces liquides au parfum pénétrant n'existent pas dans la nature telles quelles. Quoique !
Lorsque vous « chiffonnez » un brin de lavande entre vos doigts, vous pouvez sentir l'odeur de l'huile essentielle qui a été libérée de la plante.

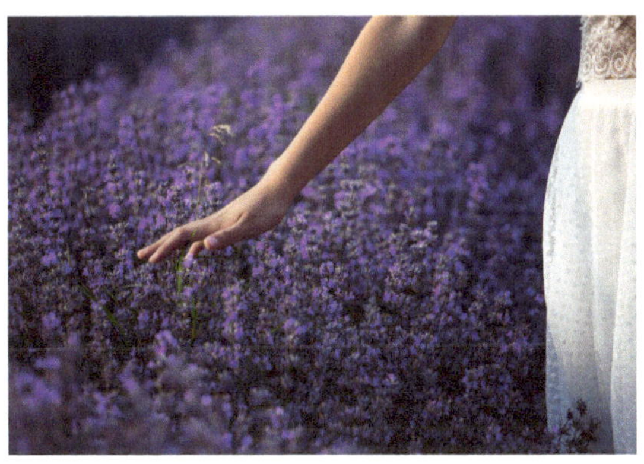

Ces substances sont issues du monde végétal et plus particulièrement des plantes dites aromatiques, c'est à dire de certaines plantes qui contiennent des essences aromatiques dans leurs feuilles, leurs fleurs mais également leurs racines...

Je peux vous citer la lavande (que tout le monde connaît) mais aussi le vétiver, le cyprès, la litsée citronnée...

Les plantes fabriquent ces substances pour se protéger des parasites, pour attirer les insectes pollinisateurs, pour communiquer entre elles…

C'est pourquoi ces substances sont douées de tant de propriétés formidables !

Et comment fait-on alors pour extraire ces essences de la plante ?

EXTRACTION DES ESSENCES

Et bien, il ne suffit pas de les broyer ou de les plonger dans l'huile. C'est un peu plus complexe que cela. Il existe différentes méthodes selon la plante ou la partie de la plante utilisée.

Ces procédés ne sont pas nouveaux, ils sont utilisés depuis des millénaires par de nombreuses civilisations pour bénéficier des pouvoirs extraordinaires de ces plantes.

■ METHODE PAR EXPRESSION À FROID :

C'est la méthode utilisée pour les agrumes : orange, citron, mandarine, bergamote, pamplemousse. Les huiles essentielles de fruits d'agrumes sont des produits fragiles en raison de leur composition en terpènes et aldéhydes. C'est pourquoi, spécifiquement pour cette catégorie de plantes, est utilisé un procédé particulier qui est l'expression à froid.

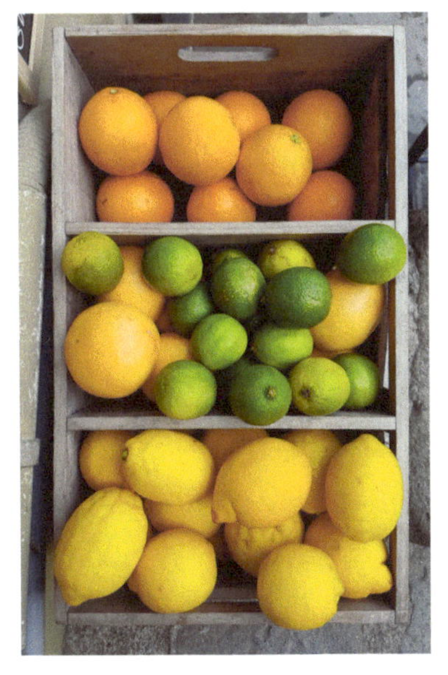

Cette opération consiste à briser mécaniquement les poches à essence des zestes frais d'agrumes pour en recueillir les essences .
Ces essences sont ensuite entrainées par un courant d'eau froide.

En clair, on cisaille les peaux, on presse les fruits et on fait couler de l'eau dessus pour récupérer le jus !

Le liquide pressé ainsi obtenu est centrifugé ou décanté afin d'en séparer l'essence.

Le produit obtenu se nomme "essence" par les puristes et non "huile essentielle" car aucune modification chimique liée à des solvants ou à la vapeur d'eau n'a eu lieu.

■ LA DISTILLATION PAR LA VAPEUR D'EAU

Etant donné que les essences aromatiques ne se mélangent jamais à l'eau, il faut entraîner ces substances volatiles mais fragiles par un chauffage maîtrisé .

De l'eau de source est chauffée à une température maîtrisée dans une grande cuve (1).
L'eau chaude va former de la vapeur d'eau et traverser
« un tapis » de plantes aromatiques (feuilles, fleurs, sommités fleuries, résine...).
La vapeur d'eau ainsi formée va entraîner avec elle toutes les substances aromatiques de la plante (car elles sont volatiles) (2).

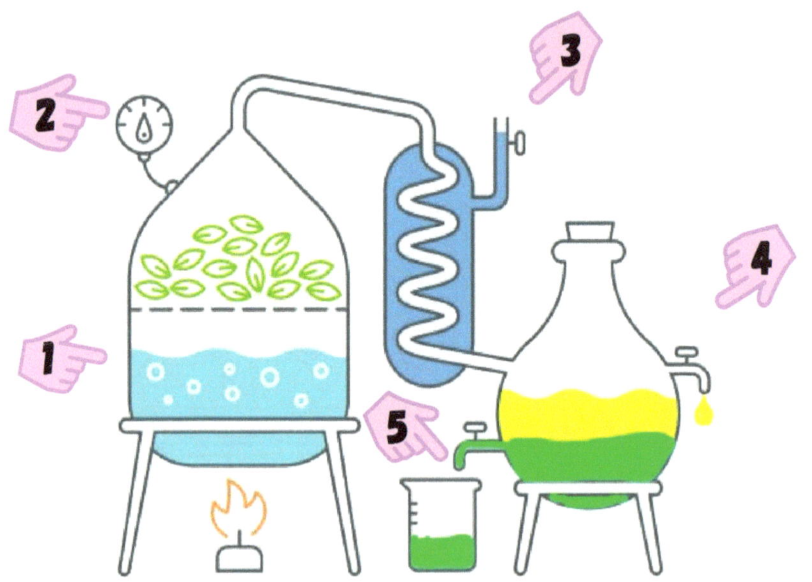

Cette vapeur d'eau aromatique est ensuite refroidie dans un tube très fin réfrigéré « le serpentin » (3) .
Au contact du froid, elle va alors se transformer en liquide. Ce liquide va être décanté et se séparer naturellement en deux substances aux densités différentes.

On récupère alors l'eau aromatique d'un côté (4) appelé également **hydrolat** (ou eau florale lorsqu'on distille uniquement des fleurs).
De l'autre côté, on obtient des **huiles essentielles (5)** en petite quantité dans un récipient dénommé « l'essencier »

La qualité de l'huile essentielle dépend de la qualité de la plante (biologique, sauvage, respectée lors de la cueillette..) et de l'eau utilisée (eau de source non calcaire peu minéralisée de préférence). La chauffe doit être contrôlée et la durée de distillation doit être suffisante pour extraire tous les composés aromatiques de la plante.

■ L'EXTRACTION AU CO2

C'est une technique beaucoup plus récente que la distillation qui, elle, date de plusieurs siècles. Elle s'est développée au début des années 1980.

L'extraction au CO_2 supercritique s'effectue à basse température (environ 30°C) évitant ainsi toute altération des principes extraits.
En fin de processus, le CO_2 est récupéré totalement, ce qui en fait une méthode d'extraction très écologique, avec un solvant complètement recyclé.

Exemples:
pour obtenir 1kg d'huile essentielle de Mélisse, il faut 4 à 12 tonnes de plantes distillées pendant 2H alors que pour obtenir 1kg d'huile essentielle de lavande fine, il ne faut que 150 kg de plantes distillées pendant 1H

Le prix d'une huile essentielle peut ainsi varier du simple au double selon:

- la qualité de la plante
- la technique employée
- le temps de distillation

Comment reconnait-on une bonne huile essentielle ?

Il en existe à tous les prix et on les retrouve partout : marché, magasins bio, pharmacie, magasin de bazar....
Alors comment s'y retrouver ?
Il faut garder en tête que si il y a une différence de prix, ce n'est généralement pas pour rien.

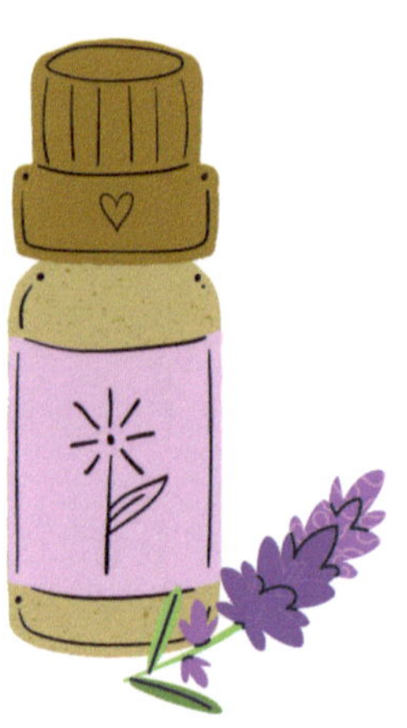

Sur le flacon, on doit y retrouver **le nom de la plante en latin** (pour connaître l'espèce utilisée) ainsi que **la partie de plante distillée (feuilles, fleurs, racines...), le numéro de lot** et **le pays d'origine de la plante.**

Exemple:
Lavande Fine- Lavendula angustifolia
Partie utilisée: sommités fleuries
N°Lot: 20A030C - Origine: France

Les laboratoires sérieux sont en capacité de vous fournir "la **chromatographie**" de votre huile essentielle. Cette analyse vous permettra alors de connaître précisément la proportion de chaque composant présent dans votre flacon (cinéole, aldéhydes, terpènes, cétones...) mais également la densité de votre huile essentielle, son indice de réfraction...

Un flacon vendu avec juste la mention "huile de lavande" sans plus d'indication ne sera pas fiable. S'agira t'il de lavande fine, de lavande aspic, d'un mélange de lavande ?

Pour additionner dans les produits ménagers, ce n'est peut être pas si important mais pour se soigner, il vaut mieux faire attention !

Il faut également faire attention à certains critères qui doivent être mentionnés sur le flacon :

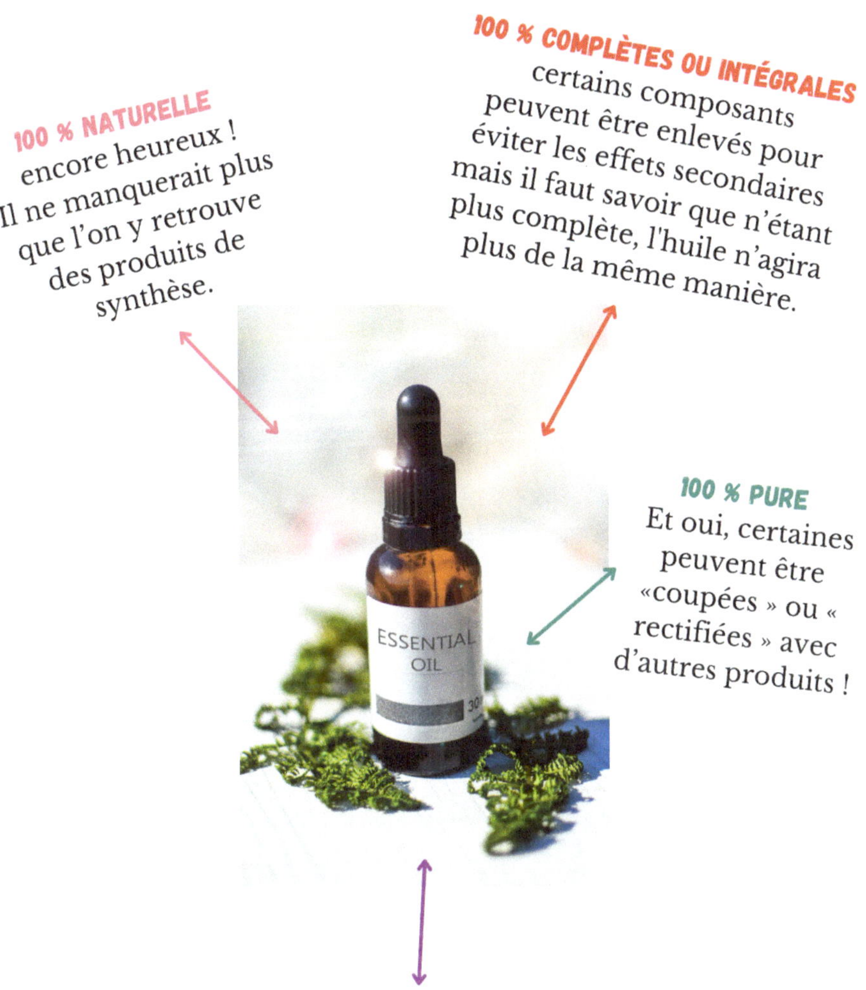

CHÉMOTYPÉES OU BOTANIQUEMENT ET BIOCHIMIQUEMENT DÉFINIE

Alors là, c'est quoi ce mot barbare « chémotype » ? On ne sait même pas comment le prononcer !

En fait, c'est connaître le genre et l'espèce de la plante bien sûr mais au sein d'une même espèce connaître également ces principaux constituants. C'est son empreinte identitaire.

Pour mieux comprendre cette notion de chémotype ou chimiotype, je vous donne un exemple:

Le thym est du thym vulgaire de nom latin « *Thymus vulgaris* » .

Selon son lieu de culture (montagne ou plaine), son exposition solaire, la végétation avoisinante..., ce thym va enrichir son essence de composants différents qui vont lui conférer des propriétés différentes. C'est pour cela que vous retrouver dans les étals du thym à linalol, du thym à phénol, du thym à thujanol...
C'est ça le chémotype ! Indiqué souvent par **le sigle "ct" ou "CT"**, cette notion de spécificité chimique permet de différencier des plantes au sein d'une même espèce. J'espère que c'est un peu plus clair pour vous !

Pour vous aider à savoir si une huile essentielle est chémotypée, il existe des labels de qualité des huiles essentielles:

HECT= Huile Essentielle Chémo-Typée
ou
HEBBD= Huile Essentielle Botaniquement et Biochimiquement Définie.

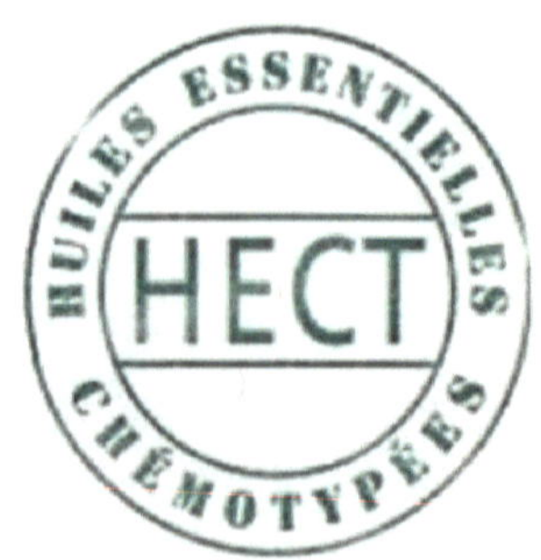

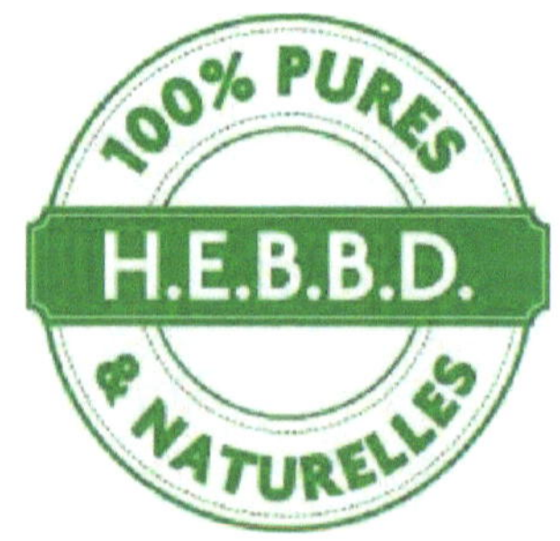

LES PROPRIÉTÉS

Les huiles essentielles, contrairement à ce que l'on pense, ne contiennent aucun corps gras.

Elles sont **non grasses mais lipophiles**, c'est à dire qu'elles adorent le gras.

Elles sont donc **solubles** dans les huiles, les graisses.

Faites le test : mettez une goutte d'huile essentielle dans un verre d'eau...

Les huiles essentielles ne se mélangent jamais à l'eau.

elle reste en surface

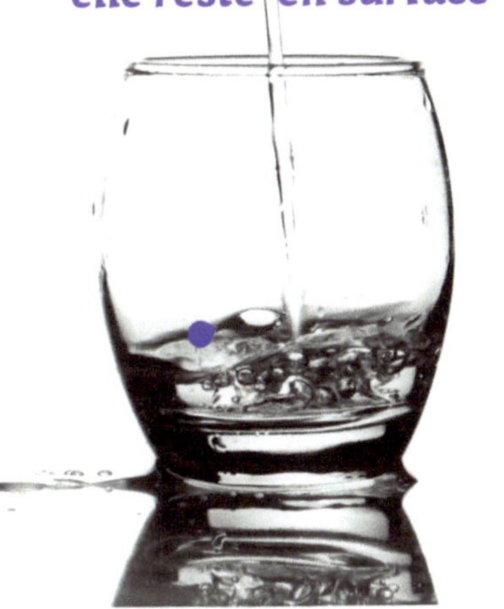

Voilà pourquoi, on les mélange à des huiles dans les préparations, on les dilue dans un dispersant pour le bain, on les dépose sur un comprimé neutre par voie orale.

Il faut juste les conserver dans **un flacon teinté à l'abri de la lumière et de la chaleur.**

La très grande majorité des fournisseurs d'huiles essentielles fixent arbitrairement la date limite d'utilisation optimale (DLUO) de leurs produits à 3 ans. Les dates de péremption sur les étiquettes des flacons unitaires d'huile essentielle sont uniquement une obligation légale.

<u>Exception</u> : les essences d'agrumes (mandarine, orange, citron, bergamote, pamplemousse) peuvent s'oxyder à cause de leur procédé d'extraction différent .
Elles ont donc une durée de péremption plus courte (1 an en moyenne). Il est alors judicieux de les conserver au réfrigérateur.
Si elles ont une date dépassée: pas de panique ! Vous pouvez toujours les mettre dans les produits ménagers.

■ VOLATILES

Cette propriété nous permet de les utiliser en olfaction et en diffusion.

Attention : ne laissez pas votre flacon trop longtemps ouvert car vous risquez de perdre dans l'air ambiant une partie de votre huile essentielle.

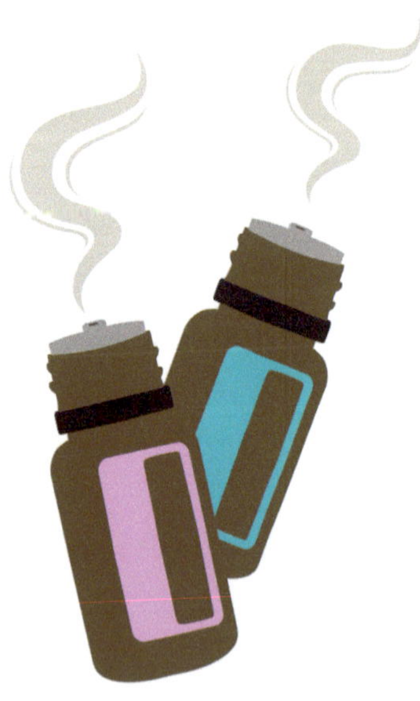

Et oui, **le plus souvent une goutte suffit**.
On y va pas à la cuillère à soupe !
D'ailleurs, ce n'est pas pour rien qu'on les retrouve dans de petits flacons de 10 ml et rarement en flacon d'1L.
Remarquez, selon les huiles essentielles, cela coûterait trop cher !

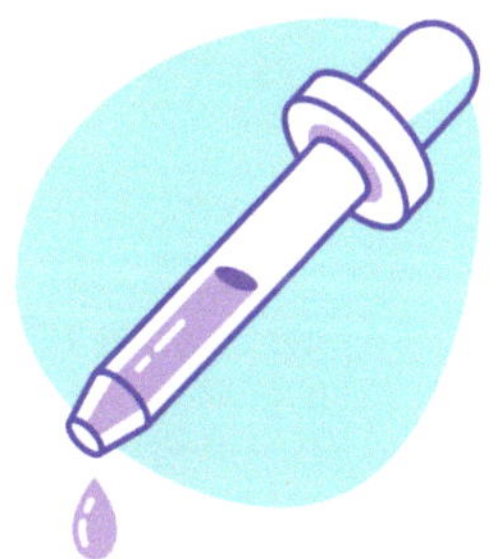
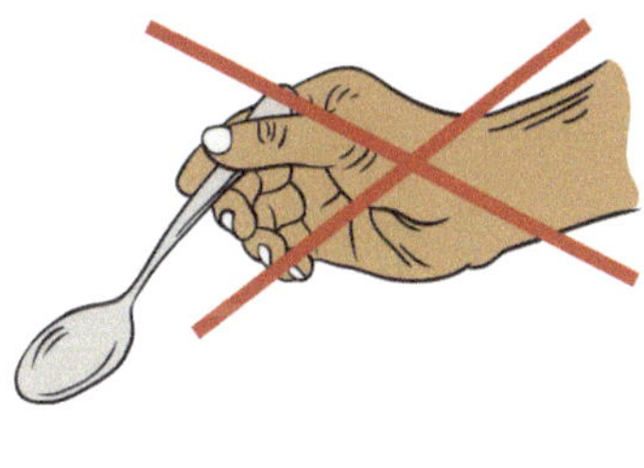

Elles sont composées de molécules variées : phénols, cétones, monoterpénols, aldéhydes, oxydes...
Oh, là, là : c'est compliqué tout ça !

En fait, chaque molécule va conférer à l'huile essentielle une ou plusieurs propriétés spécifiques.
Les huiles essentielles sont composées d'une dizaine à plusieurs centaines de molécules différentes : Il existe plus de 300 molécules différentes dans l'huile essentielle de Sauge sclarée !

Ainsi, selon leur composition, les huiles essentielles auront donc plusieurs actions différentes.

Elles sont toutes plus ou moins antibactériennes mais certaines ont des propriétés antivirales puissantes, antifongiques , anti-parasitaires; d'autres des activités anti-inflammatoires, calmantes, décongestionnantes ou toniques, digestives, anti-dépressives ...

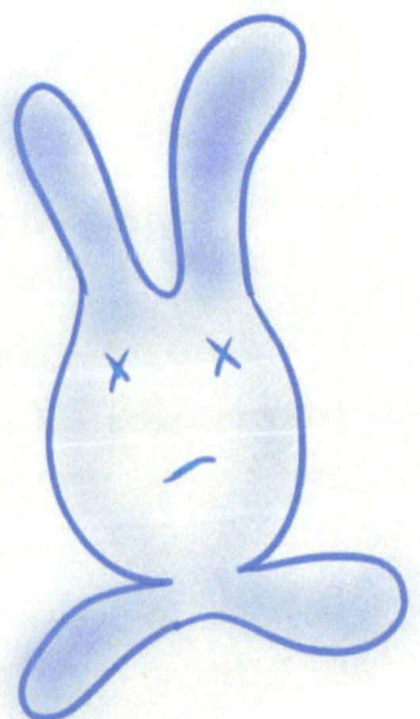

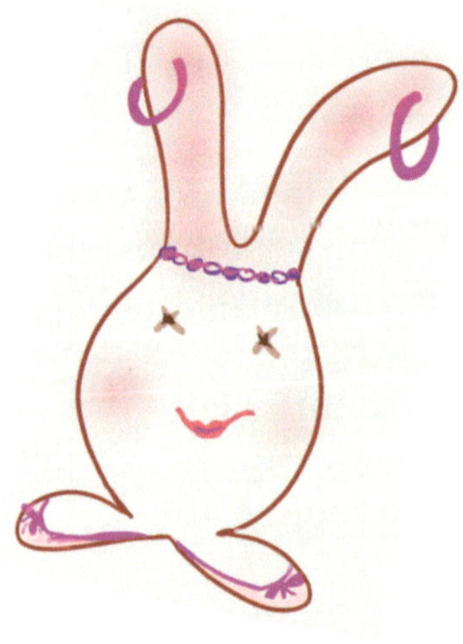

2-EXPLICATIONS

Pourquoi si les huiles essentielles sont si formidables, personne n'ose sans servir ?

Et bien, elles font peur ! Je vous assure !
Elles font peur car autant elles sont très efficaces, autant elles peuvent entraîner des désagréments, des allergies si elles ne sont pas utilisées de manière consciente et raisonnable.

De plus, on a beau avoir quelques bons bouquins sur le sujet, on est vite perdu dans les explications.

Alors, nous allons résumer la liste des précautions d'emploi afin de dédramatiser tout ça.

LES PRÉCAUTIONS D'EMPLOI

Il est bon de savoir que **les huiles essentielles les plus dangereuses sont soumises au monopole pharmaceutique** (seuls les pharmaciens peuvent les délivrer) et certaines nécessitent même une ordonnance. Ce sont par exemple les huiles essentielles de Rue, de Tanaisie, de Sassafras, d'Armoise commune, de Sauge officinale, d'Hysope officinale...

C'est déjà rassurant ! Les autres sont en vente libre mais il faut tout de même connaître quelques limites d'utilisation.

Les huiles essentielles étant non miscibles à l'eau et lipophiles, il faudra bien se rappeler qu'**elles se mélangent avec de l'huile mais jamais avec de l'eau**. C'est un des grands principes à mémoriser. Donc si vous voulez appliquer ou avaler une huile essentielle, il ne faudra **JAMAIS la mélanger avec de l'eau**. Il sera nécessaire d'utiliser une huile végétale.

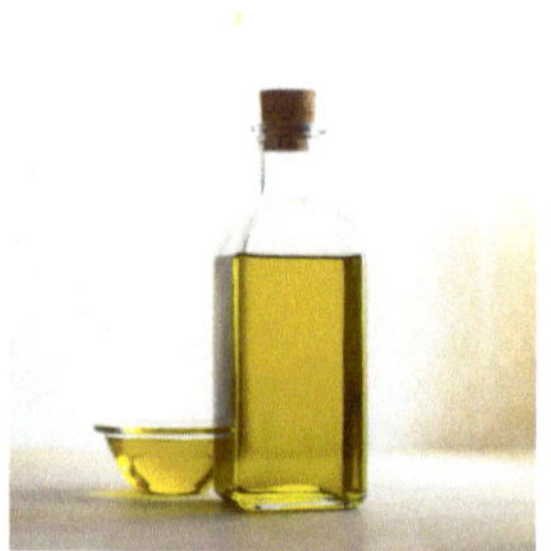

En cas d'ingestion accidentelle, d'application par erreur dans les yeux ou de massage avec une huile essentielle pure sans précaution : **Ayez toujours le réflexe : HUILE !**

Certaines huiles essentielles sont très irritantes pour la peau. C'est pourquoi, lorsqu'on est novice, on retiendra **qu'il faudra toujours diluer les huiles essentielles avec une huile végétale** : huile d'olive, huile de noisette, huile d'amande douce, huile de noyaux d'abricot... avant toute application sur la peau.

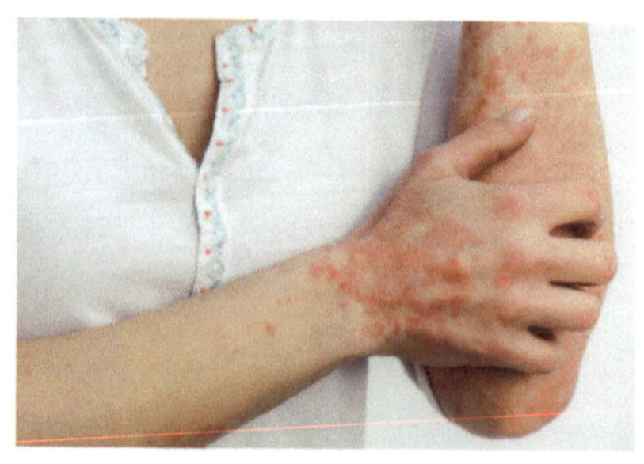

Comme pour toute substance, il peut y avoir un risque allergique : il est donc indispensable avant toute utilisation d'effectuer **un test dans le pli du coude**.

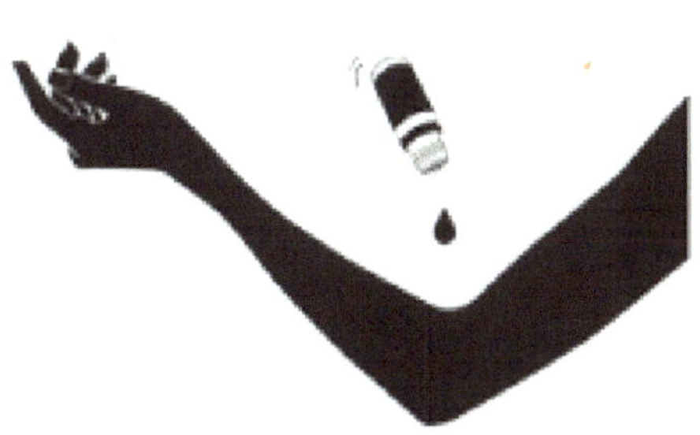

On dépose une goutte (avec quelques gouttes d'huile végétale type olive, tournesol si vous êtes par nature allergique à tout...) dans le pli du coude et on attend 24 à 48H. Si aucune réaction ne se produit, on pourra utiliser l'huile essentielle en question.

Par contre, si vous faîtes une réaction (rougeur, démangeaison voire brûlures), cette huile essentielle ne sera pas pour vous !

Etant donné que la plupart des huiles essentielles sont irritantes pour la peau, il sera préférable de toujours les diluer dans de l'huile ou un support adéquat. Comme cela moins de risque de réaction !

L'usage prolongé des huiles essentielles peut entraîner **un phénomène de sensibilisation**. En clair, si on utilise sur de longues périodes la même huile, elle pourra entraîner des irritations plus ou moins importantes. C'est pourquoi, je vous conseille de varier les huiles essentielles et de ne pas utiliser de manière prolongée la même huile (3 semaines puis pause d'une semaine).

Certaines huiles essentielles sont photosensibles c'est à dire que leur utilisation peut provoquer une réaction anormale de la peau tel des grosses tâches rouges après l'exposition au soleil.

Heureusement, ce n'est pas le cas de toutes les huiles essentielles mais cela concerne pour les plus utilisées:

- tous les Agrumes :
Pamplemousse, Orange, Citron, Bergamote, Mandarine

- les huiles essentielles de la famille des Apiacées :
 Fenouil, Aneth, Khella, Cumin, Céleri...

- la Verveine citronnée,

- l'Estragon

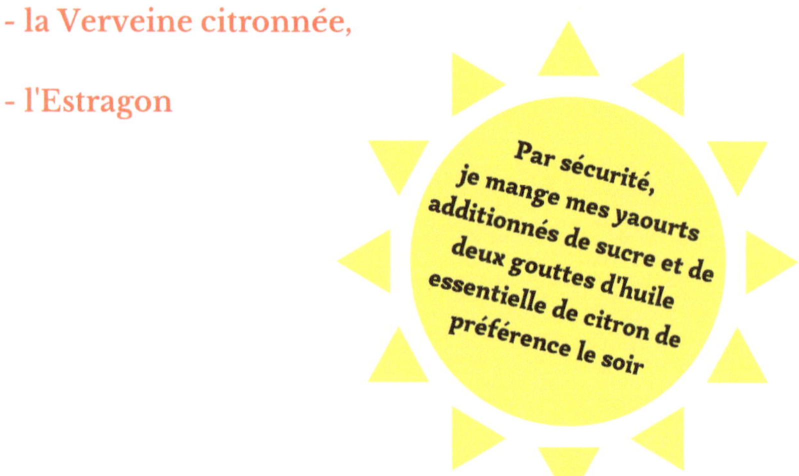

Il sera donc nécessaire d'**attendre 12 voire 24H** avant de se dorer la pilule si vous avez utiliser ces huiles essentielles en massage. Cela dépend si vous les avez dilué dans une huile et de la quantité d'huile essentielle utilisée. Si vous les avez consommées par voie orale, il faudra patienter au minimum 8H avant de vous exposer !

Les huiles essentielles riches en **PHENOL** sont toxiques pour le foie lorsqu'on les utilise **par voie orale à très fortes doses et sur plus de 5 jours.**

Ces huiles essentielles à phénol sont principalement:

- Origan,
- Thym à phénol,
- Sarriette des montagnes,
- Giroflier,
- Cannelle (feuilles).

La cannelle (écorce) est riche en aldéhyde cinnamique également hépatotoxique.

Pour protéger le foie de ce risque, on utilisera ces huiles essentielles par voie orale en les associant à une huile essentielle hépato-protectrice (Citron jaune, Romarin CT Verbénone, Carotte...)
Elles sont ainsi déconseillées par voie orale chez les personnes ayant une cirrhose, une hépatite ou une insuffisance hépatique.

Certaines huiles essentielles sont toxiques **en usage prolongé** pour les reins. Ce sont les huiles essentielles de Térébenthine, Genévrier, Bois de santal. 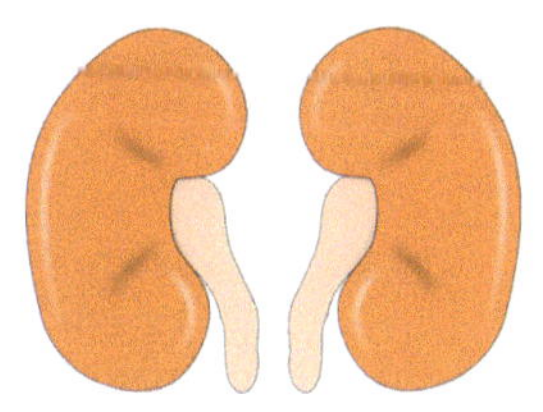

Mais cela arrive qu'à forte dose et en usage prolongé. Elles sont ainsi déconseillées par voie orale chez les personnes ayant une insuffisance rénale.

Pouvant être agressives pour les tissus nerveux et entraîner des convulsions, **il faudra être prudent avec les huiles essentielles riches en CETONE.**

Mais c'est toujours une question d'usage prolongé et de doses !
Exemple : Menthe poivrée, Cèdre de l'Atlas, Hélichryse italienne...

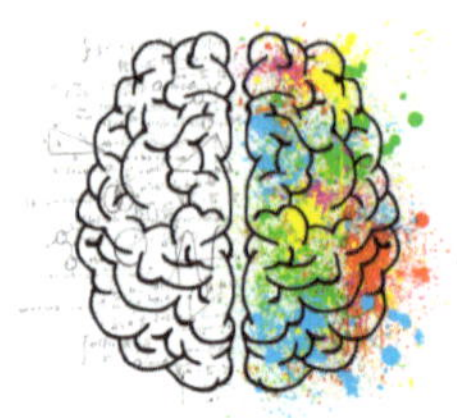

Les personnes asthmatiques devront utiliser les huiles essentielles avec précaution car **certaines huiles riches en CINEOLE pourront induire des crises.** Il faudra particulièrement faire attention à la diffusion (on ne sait jamais si un de nos hôtes fait de l'asthme !)

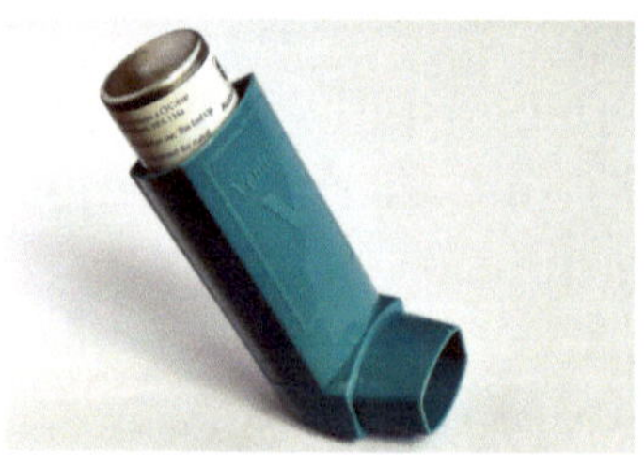

En cas de **cancer dépendant des hormones ou d'antécédent de cancers hormonaux** (cancer du sein, prostate, utérus), il faudra faire attention avec l'utilisation de certaines huiles essentielles : Sauge sclarée, Cyprès toujours vert, Fenouil doux, Patchouli, Romarin CT Verbénone...

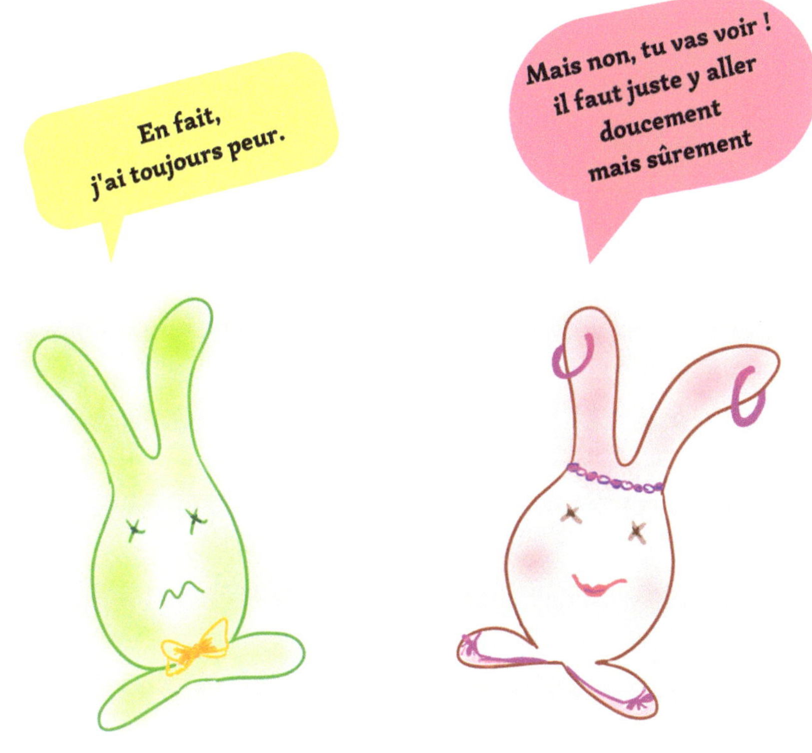

Bon , en clair il faut faire attention:

> - aux surdosages,
> - aux utilisations prolongées
> - et évitez la voie orale sauf sous les
> conseils d'un aromathérapeute.

Ce serait si dommage de ne pas oser utiliser ces petites merveilles de la nature.

C'est comme pour tout dans la vie,
il faut juste faire attention !

Vous pourrez néanmoins utiliser certaines huiles essentielles dans ces cas là mais je vous conseille de suivre attentivement les conseils d'un aromathérapeute.

Mais finalement, on s'en sert pourquoi de ces huiles essentielles ? Et on les utilise comment ?

On va voir ensemble à quoi ces petits flacons peuvent bien nous rendre service dans notre vie de tous les jours !

Maintenant que nous savons qu'elles peuvent pratiquement tout faire, nous allons voir que nous pouvons les utiliser dans pleins de domaines différents !

■ POUR LA PEAU : MASSAGES, FRICTIONS, BAINS

Frictions

On applique quelques gouttes pures d'huile essentielle non irritante sur la peau. Cela permet d'avoir **une action directe dans la circulation sanguine.** Ceci est utilisé lorsqu'on veut une action locale et puissante au niveau d'un organe ciblé. Une fois appliquée sur la peau, l'huile essentielle va pénétrer rapidement dans l'organisme. On ne peut plus ni la freiner ni l'enlever alors attention aux dosages !

> <u>Exemple</u> : 2 gouttes d'huile essentielle de Menthe poivrée au niveau des tempes pour calmer une migraine.

Massages

On diluera notre huile essentielle ou notre mélange d'huiles essentielles dans une huile végétale. L'huile végétale plus ou moins grasse, plus ou moins pénétrante au niveau des couches de la peau, devra être choisie selon le type de massage effectué.

La dilution est indispensable pour prévenir les problèmes allergiques. Elle permet de masser de grandes étendues de peau sans surdosage, de, freiner la rapidité de pénétration et de maintenir l'huile essentielle sur les couches superficielles de la peau.

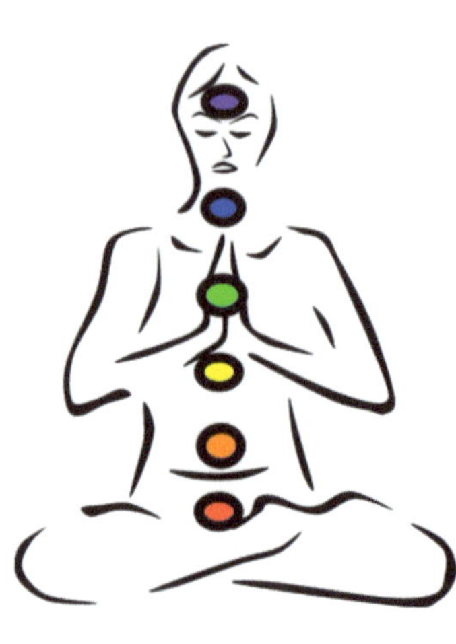

On applique souvent les massages au niveaux des plexus nerveux (sacré, solaire, lombaire...) car ce sont des zones en relation avec la commande centrale de l'organisme (cerveau et nerfs rachidiens).

Ainsi pour une détente profonde, on appliquera un mélange d'huile essentielles apaisantes (Lavande fine, Petitgrain bigarade ou encore Mandarine) le long de la colonne vertébrale.

Il faudra également tenir compte de leur odeur. Les huiles essentielles possèdent toutes une odeur plus ou moins prononcée qui influencera notre comportement.

Certaines nous paraîtrons désagréables, nous n'aurons donc pas tendance à les utiliser alors que d'autres seront carrément envoûtantes et nous plongerons dans un profond bien-être.

Bien entendu, cela sera très individuel et **chaque personne choisira ses huiles essentielles selon ses sensations et ses envies.**

Bains

Il est nécessaire de **toujours diluer les huiles essentielles dans un dispersant** pour les incorporer à l'eau du bain.
On utilisera, soit un mélange tout prêt disponible en magasin bio ou en pharmacie, soit on diluera son mélange dans du lait de vache entier , du lait en poudre, du sel de bain ou du gel douche neutre.
Et pensez aux bains de pied : c'est si délassant !

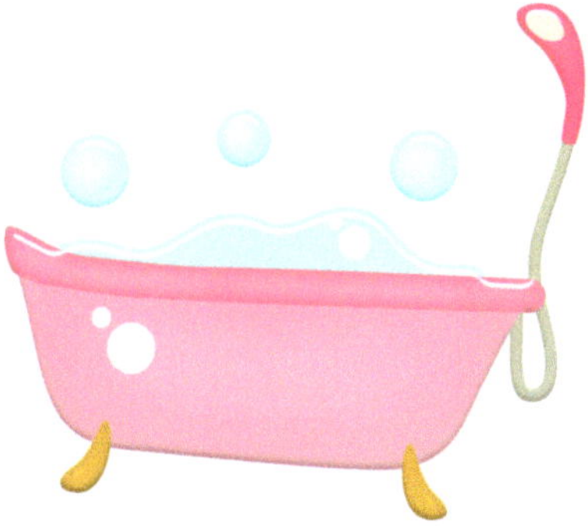

▪ PAR LE NEZ : INHALATION, DIFFUSION

Inhalation

<u>En inhalation sèche</u>, on ouvre son flacon et on inspire très profondément les vapeurs volatiles de l'huile essentielle. On peut également poser quelques gouttes sur un mouchoir ou en mettre dans un stick d'inhalation.

Si on ne sent plus rien et on veut une action locale puissante : Eucalyptus radié.
Si on a de la nausée et on veut y remédier rapidement : Citron ou Gingembre
Si on angoisse : Lavande vraie.

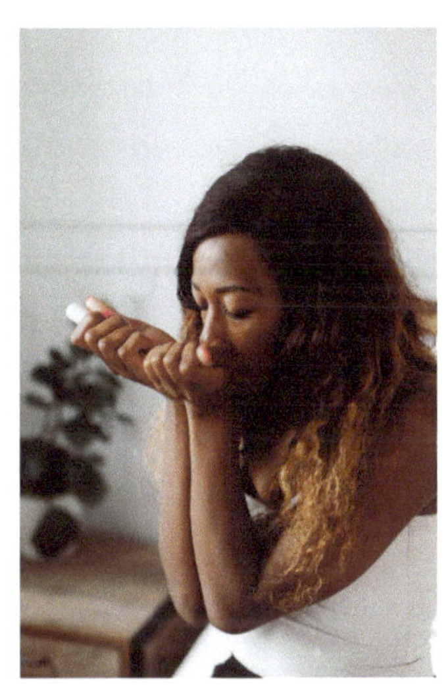

Ce procédé, qui conjugue voie respiratoire, voie cutanée et odorat, est étroitement lié à l'olfactothérapie, la science qui étudie notamment l'influence des odeurs sur les émotions.

<u>En inhalation humide</u>, ce sera la bonne vieille méthode de la casserole d'eau chaude ou au mieux l'inhalateur plastique.

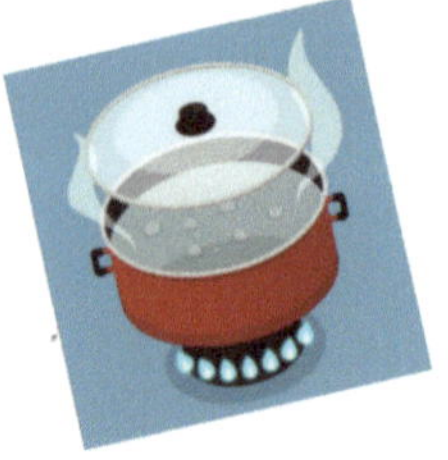 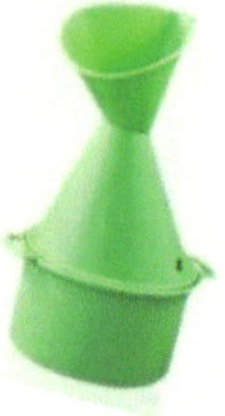

Pratiquée depuis des millénaires, cette méthode consiste à verser 4-5 gouttes d'huile essentielle dans un bol d'eau chaude (mais pas bouillante pour ne pas dénaturer les huiles) et à respirer la vapeur qui s'en dégage.

Les gouttes resteront en surface car elles ne sont pas solubles dans l'eau mais la chaleur permet de libérer les principes volatiles qui pénètreront par les voies respiratoires supérieures et la sphère ORL. L'action est donc plus forte que pour la diffusion classique.

Précautions d'emploi

- Toutes les huiles essentielles ne s'inhalent pas. Veillez à ce qu'elles soient non irritantes pour les voies respiratoires (Ravintsara, Bois de rose, Tea tree, Eucalyptus radié...)

- Les huiles essentielles à phénols sont interdites à l'inhalation

- L'inhalation étant un procédé très puissant, veillez à bien protéger le contour du nez et de la bouche qui peuvent s'irriter

- Fermez les yeux lors de l'inhalation. Si vos yeux piquent, évitez de frotter avec de l'eau mais préférez une huile végétale afin de diluer l'huile essentielle

- Restez au chaud pendant 30 minutes après une inhalation car la dilatation des voies respiratoires par la chaleur de l'inhalation risque de rendre très désagréable un contact avec l'air froid

Diffusion

Pour assainir son intérieur, se détendre, faciliter le sommeil ou faire fuir les insectes.
Les huiles essentielles étant volatiles, elles se diffusent naturellement dans l'air ambiant. Selon le procédé utilisé, on pourra conduire les fragrances de manière continue dans l'air.

Pour les petits espaces, on peut tout simplement poser quelques gouttes sur un galet d'argile ou utiliser un diffuseur à bâtonnets (capillarité et évaporation naturelle).

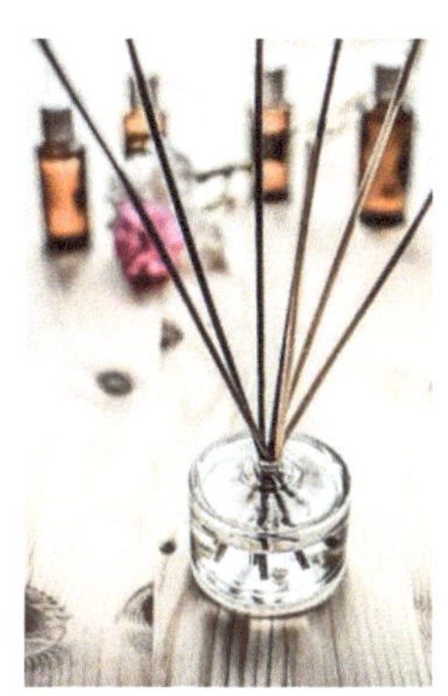

Pensez bien à recharger le galet ou à retourner les batônnets imprégnés lorsque l'odeur s'atténue.

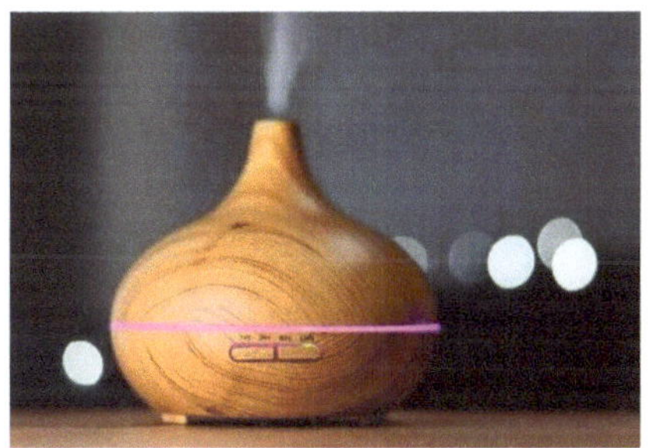

Pour les chambres ou les plus grands espaces, il faudra privilégier les systèmes par ventilation, micro-diffusion, chaleur douce ou ultra-sons qui **préservent les vertus thérapeutiques des huiles essentielles tout en les diffusant de manière continue et efficace.**

Il faudra bien adapter les temps de diffusion à la surface de la pièce ! (10 minutes 3 fois par jour)

<u>**Précautions d'emploi**</u>

- Toutes les huiles essentielles ne se diffusent pas : évitez les huiles essentielles à cétone ou à phénol
- Certaines huiles essentielles peuvent être diffusées pures et d'autres devront être utilisées en mélange car irritantes ou entêtantes
- Vigilance pour les jeunes enfants, les femmes enceintes, les animaux, les personnes épileptiques ou asthmatiques : préférez les agrumes adaptés à tous
- Mettre le diffuseur hors de portée des enfants
- Ne pas chauffer les huiles essentielles car elles gardent l'odeur mais perdent leurs vertus thérapeutiques : ce serait dommage. Bannir donc les brûle parfums ou les anneaux à ampoule
- Ne pas s'endormir avec un diffuseur en marche sauf les diffuseurs avec arrêt automatique
- ne pas verser d'huile végétale ou de parfum dans le diffuseur

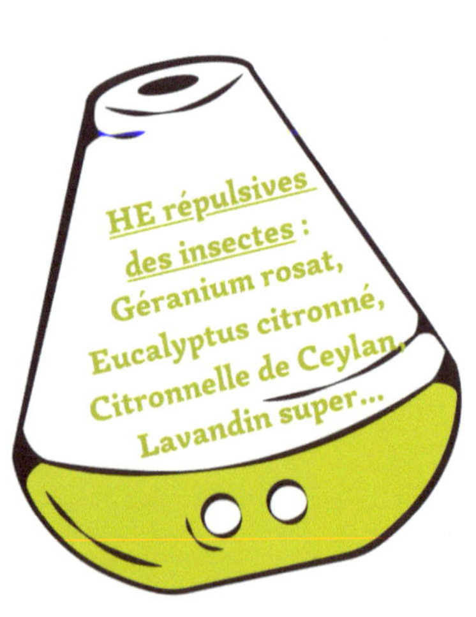

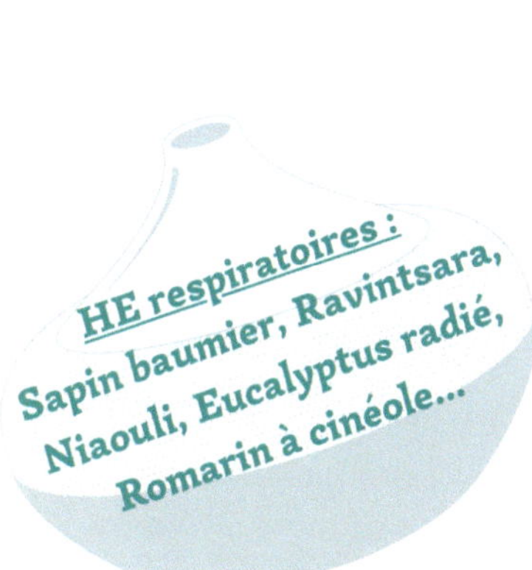

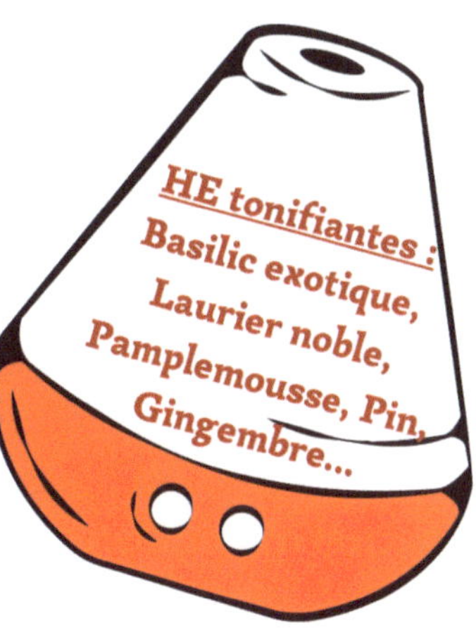

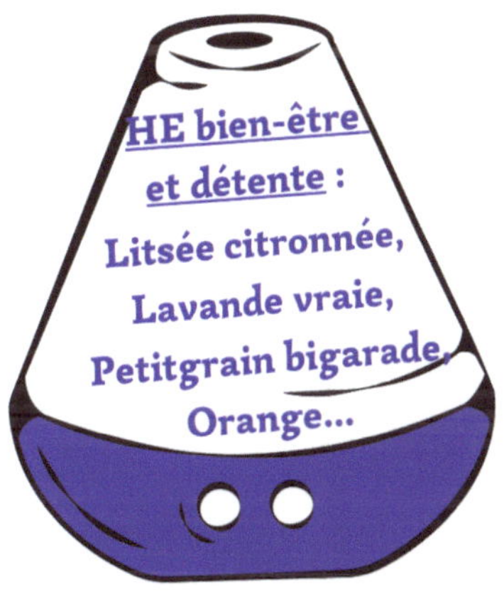

■ PAR LA BOUCHE

Cette voie est réservée aux adultes et aux personnes initiées.

En règle générale, la prise orale n'est pas la plus conseillée. Elle est souvent utilisée en complément d'une friction pour soutenir l'organisme en cas d'infection. La voie interne ne doit pas être décidée en l'absence de conseil d'un professionnel de la santé ou sans avis médical.

Les huiles essentielles sont **à mélanger dans une cuillère à café d'huile (beurk !), de miel (c'est déjà mieux !), déposées sur un morceau de sucre ou un comprimé neutre vendu en pharmacie.**

Il est parfois judicieux d'utiliser des produits "tout prêts" qui sont des capsules bien dosées, faciles à avaler et rapidement efficaces (demander conseil à votre pharmacien qualifié en aromathérapie !)

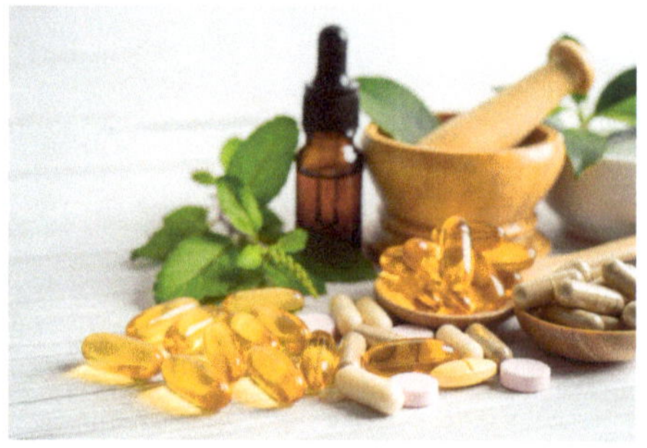

On peut déjà tellement faire avec le massage qu'il n'est pas nécessaire d'utiliser cette voie pour le quotidien !

Il faudra également être prudent si vous avez ou avez eu un ulcère de l'estomac car certaines huiles essentielles utilisées par voie orale peuvent être très irritantes pour la muqueuse intestinale.

Ce mode d'absorption des huiles essentielles doit rester exceptionnel et se limiter à une courte période (6 gouttes par jour ou 3 gouttes par jour pour les huiles essentielles à phénol durant 24 à 48 h ou jusqu'à 5 à 7 jours).

La voie orale ne convient pas aux femmes enceintes ou allaitantes, aux enfants de moins de 12 ans, aux personnes souffrant d'acidité gastrique ou fragiles du foie.

On peut faire également **des gargarismes** en mélangeant 4 gouttes d'huile essentielle dans une cuillère à café de dispersant ou d'alcool fort type vodka et incorporer le tout dans un demi verre d'eau tiède. On peut aussi mettre 3 gouttes d'huile essentielle dans une cuillère à café d'huile d'olive et faire passer cette mixture entre les dents et dans tous les recoins de la bouche avant de recracher le tout.

Bien que les huiles essentielles soient déconseillées par voie orale, nous pouvons **les employer en cuisine** car elles sont utilisées en infime quantité (à condition de respecter les doses : environ 1 goutte pour un plat de 5/6 personnes.)
On préférera les huiles essentielles de qualité alimentaire certifiées biologiques (logo AB).
Laissez vous tenter avec un gâteau au citron, des biscuits à la lavande, des yaourts aromatisés à l'orange, une crème anglaise à la menthe ou des macarons à la bergamote...

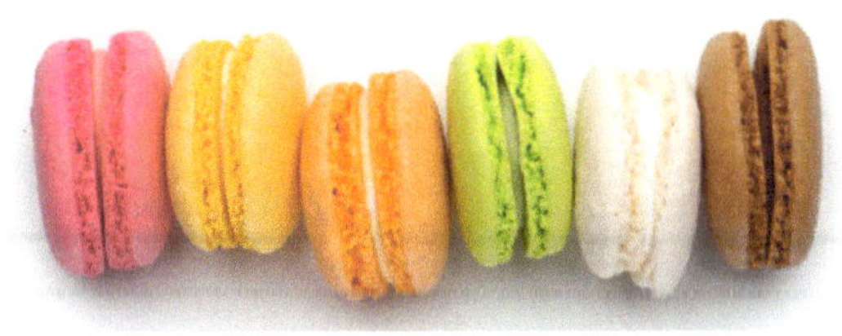

Les huiles essentielles permettent d'assainir ou de diffuser un parfum naturel dans la maison. Pour cela, on les intègre à la préparation de produits ménagers faits maison.

On préférera les huiles essentielles non colorées, peu onéreuses et d'une odeur appréciée par toute la famille: les huiles essentielles d'eucalyptus radié, de lavandin ou encore de citron font partie des plus courantes.

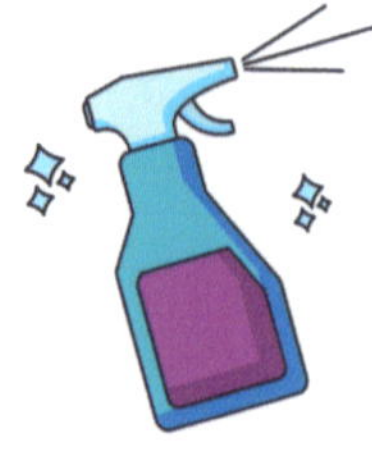

Utilisées avec du vinaigre blanc comme adoucissant ou mélangées avec de l'eau et du savon noir pour confectionner un nettoyant multi-usage, les huiles essentielles serviront comme antibactériennes et désodorisant naturel.

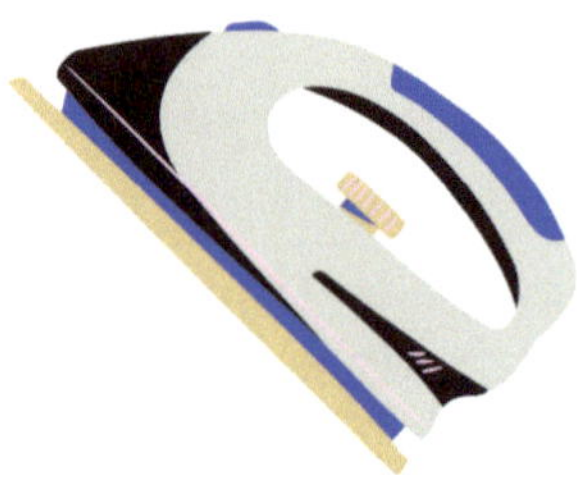

Les utilisations sont inépuisables : sur un mouchoir déposé dans la pile de linge mais également mélangées à du bicarbonate de sodium pour la poubelle malodorante.

Les huiles essentielles de Petitgrain bigarade et Mandarine ajoutées à de l'alcool à 60° dans un vaporisateur en verre, vous permettront de réaliser un aérosol d'intérieur parfait pour les WC, la voiture (comptez 30 gouttes dans 30 ml d'alcool).

Bonnes utilisations !

3-CONSEILS

C'est pas le tout de ne pas faire de bêtises, il faut maintenant connaître deux, trois astuces pour pouvoir utiliser les huiles essentielles facilement.

RÈGLES DE BASE

1 ml d'huile essentielle ≈ 20 à 40 gouttes selon les laboratoires. Moi, je pars sur 30 gouttes/ml

1 cuillère à café ≈ 5 ml (=150 gouttes)

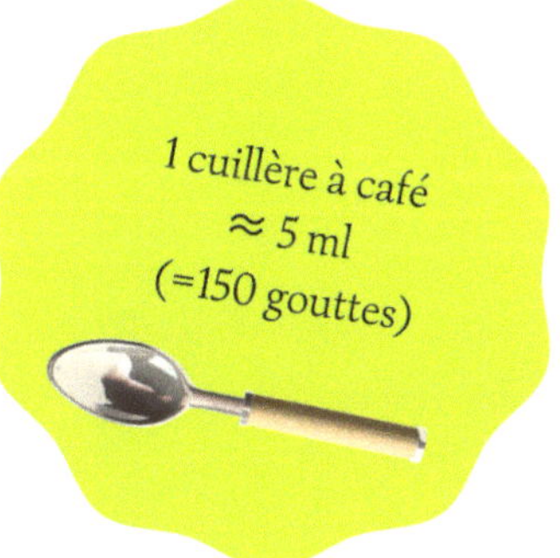

Toujours bien se laver les mains au savon après avoir utilisé les huiles essentielles

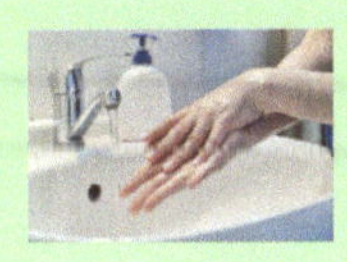

On utilise du goutte à goutte. Les flacons sont pourvus d'un compte goutte ou d'un codigoutte

Pour les mélanges, vous pouvez utiliser des seringues graduées en millilitre

CONCENTRATION EN HUILE ESSENTIELLE	10 ML	30 ML	50 ML	100ML
1 %	3 gouttes	9 gouttes	15 gouttes	30 gouttes
2 %	6 gouttes	18 gouttes	30 gouttes	60 gouttes
5 %	15 gouttes	45 gouttes	75 gouttes	150 gouttes
10 %	30 gouttes	90 gouttes	150 gouttes	300 gouttes
30 %	90 gouttes	270 gouttes	450 gouttes	900 gouttes

Exemples :

- Je veux faire <u>une huile de massage pour me déstresser</u> ou déstresser un membre de ma famille: je mets dans un flacon de 50 ml 30 gouttes d'huiles essentielles et je complète avec de l'huile de noyau d'abricot par exemple pour remplir mon flacon .

Je choisis par exemple selon ses préférences et celles de l'autre personne : la Lavande fine, l'Ylang Ylang, le Petitgrain bigarade, la Camomille romaine...

- Je veux faire <u>une huile anti-infectieuse et anti-inflammatoire pour masser ma gorge (début d'angine) ou masser derrière l'oreille (début d'otite)</u> : je mets 45 gouttes ou 1.5 ml d'huile essentielle de Lavande fine et 45 gouttes d'Arbre à thé (=Tea tree) dans 7 ml d'huile de noyaux d'abricot par exemple. A appliquer 3 fois par jour pendant quelques jours.

LES MÉLANGES

Pour atténuer la sensation grasse des huiles végétales, on pourra incorporer dans nos mélanges du **gel d'Aloe vera**.

> 1/2 (= 50%) gel Aloe vera + 1/2 (= 50%) huile jojoba +
> Quelques gouttes d'huiles essentielles d'Hélichryse ou moins chère
> de Géranium rosat ou de Bois de rose
> = SUPER SERUM VISAGE

Je vous conseille d'**ajouter progressivement les huiles essentielles** si vous souhaitez les mélanger afin de vérifier, au fur et à mesure, que l'odeur vous correspond.

Notez les doses de chaque ingrédient lorsque vous essayez de nouvelles combinaisons afin de pouvoir les reproduire à l'avenir.

N'utilisez que de petites quantités d'huiles lors de nouvelles expériences pour éviter le gaspillage dans des combinaisons qui pourraient ne pas vous convenir.

Vous pouvez réaliser des "roll on maison" que vous mettrez dans votre sac à main, votre sac de sport ou votre trousse à pharmacie.

<u>Roll on maux de tête :</u>
1/2 (= 50%) Lavande fine ou Basilic exotique - 1/2 (= 50%) Menthe poivrée

<u>Roll on piqûre d'insecte:</u>
1/2 (= 50%) Lavande aspic - 1/2 (= 50%) Eucalyptus citronne

Déconseillés chez femmes enceintes et allaitantes et enfants de moins de 7 ans

Vous verrez que ces petits flacons sont des ressources inépuisables. Lorsqu'on commence à les utiliser, on ne peut plus s'en passer !
Les huiles essentielles sont tellement efficaces que l'on ne peut que constater leurs pouvoirs extraordinaires. Il suffit d'avoir testé l'huile essentielle d'Hélichryse italienne
 (= Immortelle) sur un hématome, ou la Lavande fine sur une brûlure pour en être persuadé.

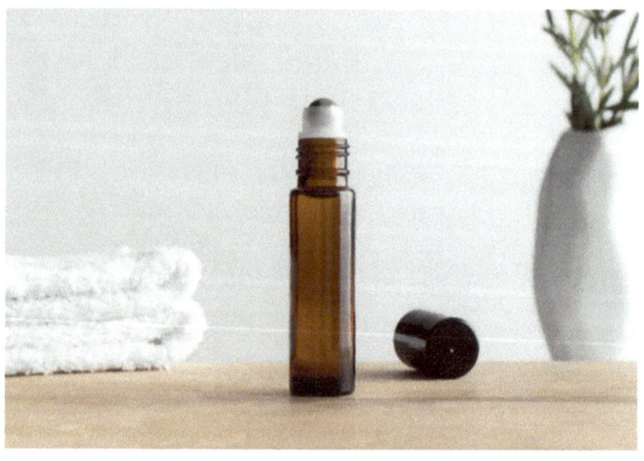

Vous savez désormais comment vous débrouiller !
Il vous suffira de connaître les indications et les précautions d'emploi de quelques unes pour bien commencer.

Je vous conseille au départ pour les adultes des huiles essentielles communes et peu chères. Elles ont peu de contre-indications et d'effets indésirables . Au fur et à mesure de vos connaissances, vous pourrez ajouter d'autres huiles essentielles dans votre coffret :

- **LAVANDE FINE = LAVANDE OFFICINALE** :
  L'INCONDITIONNELLE PASSE- PARTOUT
  = *Lavandula angustifolia* (sommités fleuries)

Bien tolérée, elle est apaisante, anti-inflammatoire, cicatrisante, anti-spasmodique, hypotensive, antiseptique, décontractante musculaire, anti-douleur...

 2 gouttes sur un mouchoir à inhaler avant le coucher pour bien dormir ou exceptionnellement à appliquer pur immédiatement sur une brûlure.
Comme elle a de nombreuses actions, elle sera l'amie idéale des personnes ayant des problèmes de peau chronique (eczéma, psoriasis, acné, couperose...)

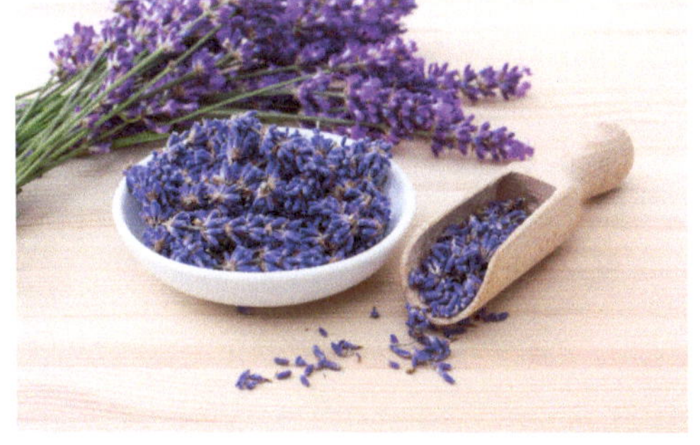

- :
  UN ANTI-INFECTIEUX MAJEUR
  = *Melaleuca alternifolia* (feuilles)

Cette huile essentielle est utilisée pour lutter contre tout type d'infections (bactériennes, virales, fongiques).

A utiliser pour l'angine, l' herpès, l'acné, les aphtes, les mycoses...

1 goutte dans une noix de shampoing neutre pour assainir le cuir chevelu.
5 gouttes avec une cuillère à soupe de bicarbonate sur une éponge pour nettoyer la baignoire ou la douche...

- **CITRON : LE ROI DE LA DIGESTION**
  = *Citrus limon* (zestes)

Huile essentielle très intéressante car assainissante, digestive, dépurative, stimulante, circulatoire, anti-vomitive... Elle nous aidera dans de nombreux domaines.

Faites attention toutes fois au risque d' irritation cutanée possible et de photo-sensibilisation.

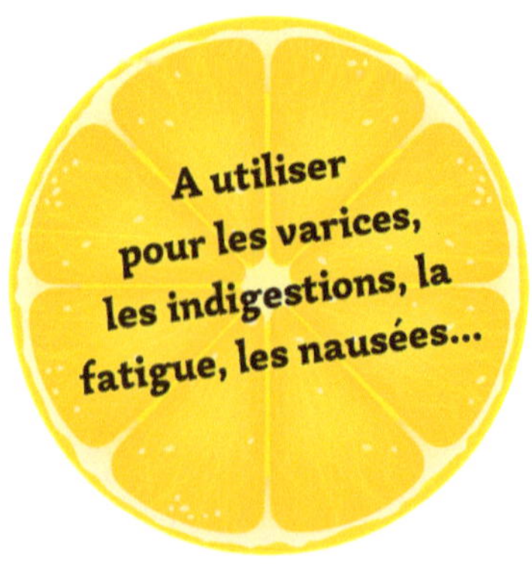

Parfaite pour les diffuseurs, elle s'utilisera aussi en cuisine pour sa saveur fraîche et fruitée.

1 à 2 gouttes sur un sucre en cas de nausées ou de mauvaise digestion.

- **EUCALYPTUS CITRONNÉ** : **ANTI-INFLAMMATOIRE PUISSANT**
  = *Eucalyptus citriodora* (feuilles)

Anti-inflammatoire efficace, l'Eucalyptus citronné a également un rôle calmant, anti-douleur, répulsif des insectes, anti-fongique...

Il est à différencier des autres types d'Eucalyptus (radié, globulus, mentholé...).

Il peut entraîner des irritations, il faudra donc le diluer avec une huile végétale.

A utiliser pour les douleurs musculaires, les tendinites, les entorses, les rhumatismes mais également pour les mycoses du pied, les infections urinaires...

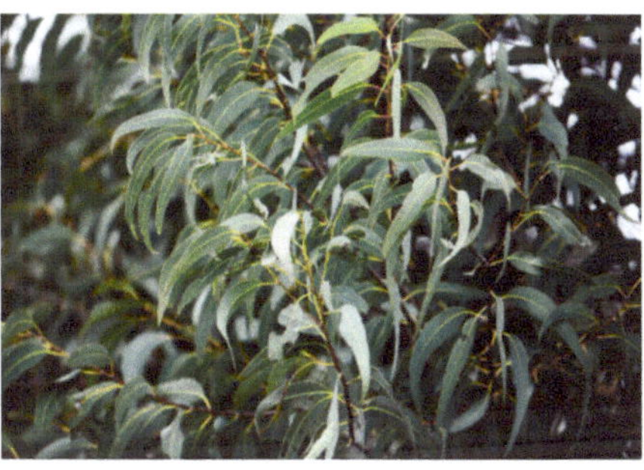

- **RAVINTSARA** : **L'INCONTOURNABLE DE L'HIVER**
  = *Cinnamomum camphora CT 1.8 cinéole* (feuilles)

antivirale puissante, stimulante immunitaire, anti-fatigue, décontractante musculaire, équilibrante nerveuse, expectorante...

A utiliser avec précautions chez les asthmatiques et les, épileptiques (dû à la présence de cinéole dans sa composition).

A utiliser pour les rhumes, bronchites, grippe, boutons d'herpès...

5 gouttes dans de l'eau chaude en inhalation.
2 gouttes sur la face interne des poignets en cas de fatigue ou d'angoisse.

Et avec ces huiles essentielles vous pouvez:

- utiliser un mélange de Ravintsara avec de l'Eucalyptus citronné dans de l'huile de noisette, pour réaliser une huile décontractante après le sport
- utiliser un mélange Lavande fine, Arbre à thé dans du gel d'aloe vera pour un gel antiseptique
- utiliser la Lavande fine avec le Ravintsara pour réguler votre humeur
- utiliser du Citron avec de la Lavande en bain de pieds pour activer la circulation et détendre les muscles...

ALLEZ MAINTENANT C'EST À VOUS DE JOUER...

VOS NOTES

43

AVERTISSEMENTS

Les conseils donnés dans ce livre sont donnés à titre informatif et ne dispensent pas du recours médical ou paramédical.

Lorsque vous êtes sous suivi médical, prévenez impérativement votre médecin ou votre pharmacien que vous désirez adjoindre les huiles essentielles à votre traitement en cours.

Il est conseillé, selon les problèmes spécifiques et uniques de chaque personne, de prendre l'avis de personnes qualifiées pour obtenir les renseignements les plus complets, les plus précis et les plus actuels possible.

En cas d'utilisation prolongée et en cas d'utilisation d'huiles essentielles que vous ne connaissez pas, ayez toujours recours aux conseils d'un spécialiste.

L'auteur ne peut assurer une quelconque responsabilité du fait d'une mauvaise utilisation des huiles essentielles et des conseils indiqués dans cet ouvrage.

RÉFÈRENCES BIBLIOGRAPHIQUES

- Aroma-Zone, Maillard, Aude, 2016. *Le grand guide de l'aromathérapie et des soins beauté naturels*. Italie: J'ai lu.

- Baudoux, Dominique, 2008. *L'aromathérapie: se soigner par les huiles essentielles*. Espagne: Amyris. 978-2-9303-5361-6

- Farrer-Halls, Gill, 2006. *La bible de l'aromathérapie*. Chine: Guy Trédaniel. 2-84445-646-4

- Franchomme, Pierre, Jollois, Roger, Pénoël, Daniel, 2001. *L'aromathérapie exactement*. Roger Jollois. 2-87819-001-7

- Miles, Elske, 2010.*Les huiles essentielles pour les nuls*. Evreux: First-Gründ. Pour les nuls. 978-2-7540-1596-7

- Millet, Fabienne, 2006. *Formation huiles essentielles-aromathérapie en pratique officinale. Paris*

- Roux, Danielle, Millet, Fabienne, 2014-2015. *Formation qualifiante en Phyto-aromathérapie*. Paris XV.

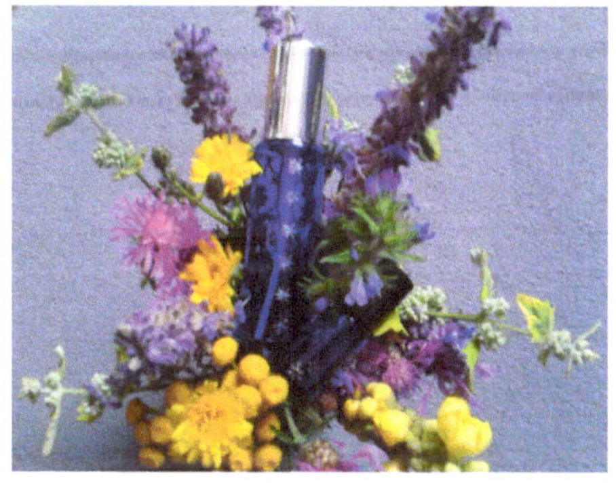